NOTICE

SUR LA COQUELUCHE

*Qui s'est montrée d'une manière épidémique
à Dreux et dans ses environs,
pendant les Mois de Juin, Juillet et Août* 1817;

Par Paul GENTIL,

Docteur en Médecine de la Faculté de Paris, Chirurgien
de l'Hospice et Médecin des Prisons de Dreux, Corres-
pondant de la Société Médicale du Départ. de l'Eure.

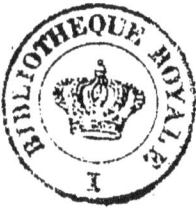

Medicinam sola fecit observatio,
eamque sola perficiat.
Zemmermam.

A DREUX;
de l'Imprimerie de LEMENESTREL fils,
1817;

NOTICE

SUR LA COQUELUCHE

QUI S'EST MONTRÉE ÉPIDÉMIQUEMENT

A DREUX,

pendant les Mois de Juin, Juillet et Août 1817.

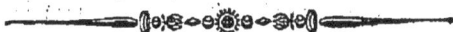

———◦◦◦◦◦◦◦———

INTRODUCTION.

Les maladies des enfans méritent en génénal d'être observées avec le plus grand soin.

Trop foible pour résister aux violentes secousses d'une maladie grave, n'exprimant encore sa douleur que par des cris et ne pouvant en indiquer le siège, l'enfant malade, par cela même qu'il est plus difficile de connaître la cause de ses maux, doit être le sujet d'une attention plus particulière de la part du médécin. Trop heureux, celui-ci, lorsqu'il parvient à arracher quelques victimes à la mort qui semble planer sans cesse autour du berceau de ces êtres foibles, pendant les premières années de leur vie. Trop heureux, lorsque par ses soins il rend à l'espérance une famille en pleurs.

Bonnes mères ! si la douleur peut vous rendre par fois injustes envers l'homme de l'art dont les efforts, quoique bien dirigés, sont restés impuissans ; par quels transports ne témoignez-vous pas votre reconnaissance à celui qui, plus heureux, parvient à sécher vos larmes en rappelant à la vie un fils adoré.

La Coqueluche régnant presque chaque année d'une manière épidémique, on a du faire peu d'attention à celle qui s'est montrée pendant les mois de Juin, Juillet et Août derniers.

Cependant la violence des symptômes et la grande quantité d'enfans qui en ont été attaqués ont rendu celle-ci remarquable.

C'est ce qui m'a déterminé à publier les observations que j'ai été à même de recueillir. Je me suis contenté de rapporter ces faits, bien persuadé qu'une description complete de cette maladie était au-dessus de mes forces.

CONSIDÉRATIONS GÉNÉRALES.

Lorsqu'un grand nombre d'individus sont soumis pendant un certain laps de temps à l'influence des mêmes causes, il doit en résulter pour eux les mêmes effets. Ceci explique, en général, pourquoi certaines saisons sont signalées par un si grand nombre de maladies semblables et pourquoi ces maladies qui, cependant, ne peuvent être regardées comme contagieuses, se multiplient avec une rapidité si grande.

Ceci explique, en particulier, pourquoi la Coqueluche a été si commune pendant la fin de cet été, et nous verrons bientôt qu'elles en furent les causes.

L'étude des épidémies offre cet avantage : c'est qu'elle réunit dans un même cadre une suite de faits de même nature et que de cet ensemble de faits il est facile de tirer des conséquences exactes.

Depuis que la découverte de l'immortel *Jenner* diminue chaque jour le nombre des victimes que faisait, tous les ans, la petite vérole, ce fléau destructeur désespoir des familles ; la coqueluche est, sans contredit, la maladie qui se montre le plus fréquemment

d'une manière épidémique : D'autant plus
intéressante qu'elle attaque presqu'exclusive-
ment une classe d'êtres intéressans , (1) elle a
été étudiée avec beaucoup de soin.

Le nombre des écrits sur cette matière
aurait pu me détourner de traiter encore de
ce sujet , si je n'eusse été convaincu que
les observations , lorsqu'elles sont exactes ,
ne sauraient être trop nombreuses.

DESCRIPTION.

Causes. Les nombreux changemens de
température, le passage du vent du nord au
midi et de celui-ci au nord et à l'ouest ; quelques journées d'une grande chaleur bientôt

---

(1) Il ne faut pas croire que la Coqueluche n'attaque
que les enfans; les adultes y sont également exposés ;
mais bien plus rarement. Voici un fait qui le prouve et
ce fait, au reste, n'est pas le seul : M. R. . . . fut avec son
fils et sa fille, l'un âgé de deux ans 1/2 et l'autre de dix
mois, dans une campagne où la Coqueluche exerçait ses
facheux effets : Après y être resté quelques jours , M.
R. . . . voulant soustraire sa famille à cette maladie,
revint à la ville ; mais les enfans n'en furent pas moins
attaqués. La servante qui les avait accompagnés et M.
R. . . . lui-même en furent pris également; elle fut très-
longue et très-opiniâtre chez ce dernier.

suivies d'un temps humide et froid ; telles paraissent être les causes principales de cette épidémie. A ces causes on peut encore ajouter et peut-être comme la plus essentielle, l'usage prolongé d'alimens de mauvaise nature chez les enfans de la campagne et chez ceux de la classe indigente de la ville; alimens qui ont déterminé beaucoup d'embarras gastriques. Cette affection qui coïncide toujours avec la coqueluche pourrait en être regardée comme le premier dégré ; car ainsi que l'observe M. le professeur Pinel : le principe primitif est dans l'estomac, l'irritation des poumons n'est que secondaire.

Invasion. Cette première époque était ordinairement si peu marquée que presque toujours les parens des enfans menacés de coqueluche y faisaient peu d'attention. Cependant durant les huit ou dix jours qui précédaient les premiers symptômes essentiels, on remarquait presque toujours une diminution de l'appétit, quelques nausées, un peu de chaleur fébrile vers le soir, l'enfant moins gai se livrait avec moins d'ardeur à ses jeux accoutumés. A ces prodromes succédaient les symptômes suivans:

Symptômes. (1ere période.) Dégoût, perte d'appétit, nausées, vomissemens de matière glaireuse ou bilieuse, dévoiement, fièvre continue, avec exacerbation vers le soir; toux sèche, (1) peu fréquente et sans expectoration, provocant souvent le vomissement; douleur à la région épigastrique; céphalalgie frontale, souvent bornée à un des côtés; yeux brillans, larmoyans, surtout après les quintes de toux; excrétion de quelques vers par la bouche, quelquefois remission d'un jour ou deux après cette première époque; mais bientôt (2.e Période.) augmentation graduée de tous les symptômes; vomissemens plus fréquens, mais moins abondans, dévoiement ou constipation souvent accompagnée de difficulté d'uriner; ventre tendu, douloureux, plaintes continuelles, quintes plus fréquentes suivies d'une légère expectoration muqueuse, gonflement de vaisseaux de la face et du col, pendant la durée ordinairement fort longue des accès de toux; lassitude très-grande après ces accès, respiration précipitée,

---

(1) Tussis vehemens, ferina, plures sinè intermissu expirationes quibus unica succedit inspiratio vulgò sonora. *Capuron.*

par fois sonore ; fièvre intense redoublant la nuit, perte du sommeil , quelquefois sommo- lere , menace de congestion vers la tête ; mé- téorisme du ventre, convulsions, etc. (3.e Pé- riode.) Diminution de la fièvre, quintes de toux moins violentes, suivies d'expectoration; retour gradué des forces, de l'appétit et du sommeil; cessation du dévoiement ou de la constipation. Dès cet instant l'enfant com- mençait à reprendre ses petites habitudes et au bout de quelque temps la toux qui diminuait insensiblement , semblait peu l'incommoder , quoiqu'elle conservât tou- jours ce caractère nerveux qui la rend si fati- gante.

Marche et Terminaison. Bien loin de suivre toujours cette marche régulière , la coquelu- che a , pendant cette épidémie , présenté beaucoup d'anomalies : tantôt la maladie commençant par des symptômes violens se terminait heureusement et en peu de jours ; d'autrefois, quoique simple en apparence, elle était de longue durée. Un traitement rationel faisait quelquefois avorter cette facheuse ma- ladie , mais plus souvent il en diminuait l'intensité et la durée. Presque toujours elle s'est terminée d'une manière heureuse. Nous avons eu occasion d'observer des crises manifestes dans la dernière période. Les observations placées à la fin contiennent quelques unes de ces terminaisons critiques.

TRAITEMENT CURATIF.

Dans les maladies fréquentes c'est-à-dire dans celles qui se rencontrent le plus ordinairement dans la pratique on n'est souvent embarrassé que du choix des moyens à employer tant ils sont nombreux. L'aveugle empyrisme semble se faire un jeu de les multiplier chaque jour et tel croit avoir fait une découverte sublime parcequ'il a modifié des moyens employés avant lui.

Plusieurs médicamens ont tour-à-tour été préconisés contre la coqueluche et leur succès n'a pas toujours répondu aux éloges qui en ont d'abord été faits.

Une épidémie offre un champ vaste à l'observation. Il devient facile de se tracer un plan de conduite lorsqu'on a comparé les effets produits par telle ou telle substance médicamenteuse.

Je rapporterai seulement ici le traitement qui m'a paru le plus efficace.

Lorsque j'étais appelé dès l'invasion ou pendant la première période de la maladie, j'employais toujours avec avantage un vomitif qui, en débarrassant les premières voies, semblait diminuer l'irritation des poumons. Une légère infusion de fleurs pectorales édulcorée avec le sirop de gomme ou de violettes était prescrite aux enfans comme boisson ordinaire, j'y ajoutais deux, trois ou quatre cuillerées par jour de sirop d'ipécacuanha. Mais le moyen qui m'a le plus constamment réussi et sur lequel je désire fixer l'attention, est la Pommade stibiée du D.r Autenrieth. employée dès le commencement de la maladie elle en ralentissait les progrés et la coqueluche cédait ordinairement de la seconde à la troisième semaine; si au contraire on ne l'employait que plus tard, son effet était moins prompt, mais il n'en était pas moins marqué; car presqu'aussitôt l'apparition des premières pustules dont l'éruption était provoquée par les frictions (1) stibiées, on remarquait un amendement considérable. Les pre-

---

(1) Ces frictions se font avec gros comme une noisette de pommade, sur la région épigastrique, on les repète deux fois par jour.

mières pustules paraissaient ordinairement
du quatrième au cinquième jour ; elles res-
semblaient beaucoup à celles de la petite
vérole, se desséchaient en cinq à six jours et
il en paraissait bientôt d'autres par l'usage
continué de la pommade. Si dans deux ou
trois cas seulement celle-ci n'a pas produit ses
résultats ordinaires, je puis assurer que chez
plus de trente enfans son emploi a été suivi
d'une terminaison beaucoup plus prompte
que dans les cas où je n'avais pu m'en servir.

J'ai quelquefois employé comparativement,
sur des enfans du même âge, pris tant que
possible, dans des circonstances semblables,
plusieurs autres moyens dont on vante l'efficacité ; tels sont : le musc, la poudre de
Wetzler, le foie de soufre, etc. Jamais la terminaison n'a été dans ces cas aussi prompte
que lorsque je me suis servi de la pommade
d'Autenrieth.

J'ai toujours, ainsi que je l'ai déjà dit,
secondé son effet au moyen du sirop d'ipécacuanha à diverses doses suivant l'âge des
enfans.

Quelques autres médicamens m'ont été par

fois nécessaires, mais leur emploi était toujours commandé par des complications ou des
circonstances particulières.

Quelquefois j'ai remplacé le sirop d'ipécacuanha par une substance dont je possédais
alors une trop petite quantité pour multiplier
mes essais ; je veux parler du principe vomitif de l'ipécacuanha, découvert récemment
par MM. Magendie et Pelletier et auquel ils
ont donné le nom d'*Émétine*.

Répétant avec M. Mare , Pharmacien à
Dreux , les expériences de ces deux savans
chimistes , nous sommes parvenus à nous
procurer cette matière vomitive. Je n'ai pas
remarqué pendant son emploi d'autres résultats que ceux obtenus par le sirop d'ipécacuanha. Mais cette substance produisant les
mêmes effets à très-petite dose et n'ayant au-
cune saveur, (1) a l'avantage de pouvoir être
prise avec plus de facilité par les enfans chez
lesquels la raison ne peut encore vaincre la ré-
pugnance attachée à l'usage des médicamens
d'un goût désagréable. Lorsque les symptômes
étaient par trop violens un vésicatoire appli-

_____

(1) Nous en avons fait des pastilles ou nous l'avons
donnée mêlée avec le sucre en poudre.

qué au bras procurait, en détournant l'irritation, un soulagement marqué. Si les malades
se rétablissaient difficilement, si la fièvre et
la toux persistaient, j'employais avec avantage le sirop de Boullay. Celui de Dessessarts
dans les diverses périodes de la maladie,
avait rarement du succès. Quelquefois une
légère décoction de lichen d'islande coupée
avec le lait et édulcorée avec le sirop de Tolu,
suffisait pour faire disparaître promptement
les restes de cette maladie.

En résumé, la pommade stibiée ayant eu un
succès presque constant, je regarde ce moyen
comme un de ceux dont on peut tirer le plus
d'avantage dans le traitement de la coqueluche et je crois pouvoir affirmer que plus ce
médicament sera employé, plus les praticiens
auront lieu de se convaincre de son efficacité.

OBSERVATIONS.

N.º 1. Trois enfans de la femme N.., l'un
âgé de cinq ans, l'autre de trois ans et le dernier de six mois, furent attaqués en même
temps de coqueluche ; chez le plus jeune et
le plus âgé la maladie suivit à peu-près la
marche ordinaire et les enfans peu incom-
modés ne s'en livraient pas moins à leurs

jeux accoutumés. La maladie débuta chez
eux par un dévoiement abondant, par quelques vomissemens bilieux et un peu de fièvre.
Chez le 3.e la fièvre fut plus intense, la toux
plus violente, les vomissemens continuels; au
dévoiement succéda en peu de jours la constipation; je fus appelé à cette époque , je me
contentai de prescrire une légère infusion
pectorale édulcorée avec le sirop de gomme ,
j'y ajoutai quelques cuillerées de sirop d'ipécacuanha , il y eut une selle le lendemain et
un peu de rémission , mais qui fut bientôt
suivie d'un redoublement de fièvre vers le
soir, avec toux violente sans expectoration.
Je prescrivis pour les trois enfans la pommade
stibiée, pendant les trois ou quatre premiers
jours qui suivirent son emploi, il y eut peu de
changement remarquable ; à cette époque
parut l'éruption des pustules et il fut facile ,
dès cet instant, de remarquer chez les trois
malades une diminution très-grande dans la
violence de la toux ; les quintes moins fréquentes étaient, aussi moins longues et au
bout de dix-huit à vingt jours il ne restait
plus de la maladie qu'un peu de toux de
loin en loin, surtout après le repas.

N.º 2. Le petit C...., âgé de trois ans, jouissant d'une bonne santé, fut pris tout-à-coup de fièvre sans cause connue; depuis un jour ou deux il avait un dévoiement auquel on faisait peu d'attention, parce qu'il ne diminuait en rien sa gaité et son appétit. Le lendemain de l'invasion de la fièvre : vomissemens, dévoiement plus fréquent, toux assez fréquente, abattement, redoublement vers le soir, (ipécacuanha qui fait rejeter une grande quantité de sabure.) continuation de la fièvre et du dévoiement, augmentation de la toux qui revient plusieurs fois, par quintes, dans le courant de la journée. (Eau d'orge avec le sirop de gomme et l'eau de fleurs d'oranger.) Fièvre un peu moins forte, dans les jours suivans, dévoiement moins fréquent, la toux conserve la même violence; (sirop d'ipécacuanha à la dose de quatre cuillerées à café par jour.) la fièvre va toujours en diminuant, le dévoiement cesse peu-à-peu, mais les quintes de toux sont toujours aussi répétées et persistent aussi pendant plus de cinq semaines; (1) au bout de ce temps elles deviennent plus rares et cessent entièrement.

----

(1) On avait employé succesivement la poudre de Wetzler et le sirop de Dessessarts.

N.º 3. La sœur du petit malade dont l'observation précède, âgée de 15 mois seulement, fut prise dans le même temps, de fièvre, de dévoiement et de toux ; la coqueluche offrit chez elle les mêmes symptômes que chez son frère, elle se termina un peu plus promptement ; on employa les mêmes moyens.

N.º 4. Chez le petit M. . . . , âgé de 2 ans, même début, même marche , même terminaison , mêmes moyens curatifs.

N.º 5. Le petit Lelièvre, fils du garde champêtre de la commune de Vert, après quelques vomissemens et un léger dévoiement fut pris de fièvre intense avec exacerbation vers le soir ; toux fréquente , violente , se reproduisant par quintes de longue durée, au bout de cinq à six jours , la fièvre allant toujours en augmentant : Le dévoiement s'arrêta tout-à-coup , les urines cessèrent de couler ; le ventre devint dur , se gonfla , se météorisa , l'enfant eut quelques mouvemens convulsifs, à la suite desquels les yeux restèrent légèrement contournés ; la respiration devint diffi-cile et bruyante ; chaque quinte de toux

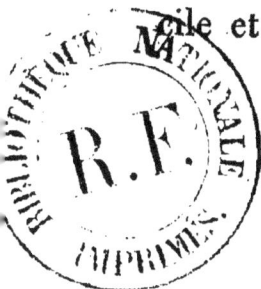

menaçait de suffoquer le petit malade ; cet
état alla encore en augmentant pendant deux
ou trois jours; je fus alors appelé, je fis appli-
quer un vésicatoire au bras et prescrivis une
potion calmante : J'ordonnai des frictions stibiées sur la région épigastrique , (comme
moyen secondaire et comptant peu sur leur
effet.) il y eut peu d'amendement du jour au
lendemain , mais le jour suivant il parut
quelques pustules à l'endroit frictionné ; la
respiration devint plus facile, la toux un peu
moins violente, la fièvre diminua, le ventre
se détendit à l'aide de quelques lavemens
émolliens et de fomentations de même nature : Ce mieux être alla toujours en augmentant ; au bout de dix jours il ne restait plus
qu'une grande foiblesse et quelques accès de
toux qui tourmentaient encore beaucoup le
petit malade, mais qui bientôt devinrent plus
rares et cessèrent enfin en moins d'une semaine. La convalescence fut longue et pénible.

N.o 6. L'enfant M. . . . . , âgé de 11 mois,
éprouva quelques vomissemens et un peu de
diarrhée , on fit peu d'attention à ce léger
dérangement dans sa santé , l'appétit se sou-

tenait ; la toux survint par quintes, qui , par
leur fréquence, tourmentèrent tellement cet
enfant que les parens se décidèrent à appeler
un médecin. Je vis le petit malade, je prescrivis un léger vomitif, l'enfant parut soulagé ;
cependant la toux persistait , mais la fièvre
avait cessé. Je fis faire des frictions avec la
pommade stibiée , les pustules parurent , se
desséchèrent et au bout de quinze jours la
toux disparut entiérement.

N.º 7. Appelé auprès de la petite. . . ., âgée
d'un an, au dixième jour d'une indisposition
qui avait offert les caractères suivans : perte
de l'appétit, vomissemens, dévoiement, excrétion d'un ver par la bouche , (ce qui avait déterminé les parens à donner quelques authel-
mintiques.) fièvre avec redoublemens le soir ;
toux assez violente : Je prescrivis un léger
vomitif qui fit rejeter une certaine quantité
de matière bilieuse, l'eau de riz avec le sirop
de gomme pour boisson. La fièvre diminua
vers le soir, mais reparut le lendemain avec
plus d'intensité , le dévoiement en même
temps cessa tout-à-coup; il y eut vers le soir
quelques mouvemens convulsifs ; (potion cal-

mante et laxative.) le jour suivant, ventre
dur, météorisé ; addition d'un grain de musc
à la potion ; peu d'amendement pendant la
nuit, le matin les mouvemens convulsifs cessèrent tout-à-fait à la suite d'une selle abondante. Mieux marqué qui alla toujours en
augmentant. L'enfant recouvrit en très-peu
de temps les forces, l'appétit et la santé.

N.o 8. Un enfant âgé de six mois, offrait à
peu-près les mêmes symptômes. Les parens
n'appelèrent point de médecin. Cet enfant
mourut après deux heures de convulsions.

N.° 9. Une petite fille de six mois, fut prise
de toux violente avec quintes , précédée de
vomissement sans dévoiement, avec constipation au contraire , peu de fièvre. Après avoir
évacué l'estomac au moyen du sirop d'ipécacuanha , je prescrivis celui-ci à petite dose ; je
fis faire deux fois par jour des frictions avec
la pommade stibiée. L'éruption parut , la
coqueluche se dissipa en moins de 15 jours.

N.° 10. Le petit V..., attaqué de coqueluche n'avait rien offert de particulier jusqu'au 8.ᵉ jour de son indisposition ; à cette époque la fièvre se manifesta avec intensité : Le dévoiement était des plus abondans ; l'usage de l'eau de riz édulcorée avec le sirop de gomme, les frictions stibiées sur la région épigastrique terminèrent en moins de 20 jours sa maladie.

N.º 11. L'enfant de la nourrice du petit V..., fut pris également de coqueluche vers le même temps ; il rendit un ver par la bouche, le dévoiement était très fort, la fièvre des plus intenses, la toux excessive. Quoique les mêmes moyens eussent été mis en œuvre, la fièvre continua plus longtemps ; pendant un accès on remarqua quelques mouvemens couvulsifs, la constipation remplaça le dévoiement ; mais à la suite d'une abondante évacuation par les selles, la fièvre et tous les autres symptômes disparurent presqu'entiérement ; la toux seule persista jusqu'au 3o.ᵉ ou 31.ᵉ jour.

REMARQUES.

J'ai déjà dit que cette épidémie avait été remarquable par le grand nombre d'enfans

attaqués et par la violence des symptômes.
On a dû noter qu'en général malgré cette
intensité dans les symptômes, elle s'était presque toujours terminée d'une manière heureuse. Elle était même ordinairement d'assez
courte durée lorsque les malades recevaient
de bonne heure les secours convenables; mais
dans le cas contraire elle était souvent fort
longue et quelquefois suivie d'accidens , qui,
ont amené des terminaisons funestes. Dans
la campagne, surtout, où l'évidence ne suffit
pas toujours pour combattre les préjugés ,
nous avons vu plusieurs enfans victimes d'une
insouciance coupable, périr faute de soins et
de moyens curatifs. Les convulsions ont
assez fréquemment compliqué cette maladie.
Presque toujours cette complication coïnci-
dait avec une constipation opiniâtre et semblait être la suite de la suppression du dévoiement ; presque toujours aussi elle cessait
lorsque celui - ci reparaissait. Pendant les
mouvemens convulsifs les quintes de toux
étaient plus rares et lorsqu'elles survenaient
les convulsions semblaient diminuer de violence pour reparaître bientôt avec la même
force. J'ai indiqué quelques-uns des moyens

curatifs dont je me suis servi ; il est facile de voir par les observations précitées , que la Pommade d'Autenrieth est celui de ces moyens qui m'a réussi plus souvent. J'ai été d'autant plus porté à répeter mes essais , qu'on a cherché davantage à éveiller l'attention des praticiens sur ce médicament, dont les effets n'ont pas , je pense , encore été appréciés à leur juste valeur.

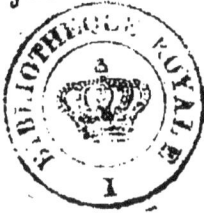

F I N.